AF498201

LE FOU

ET LE PHILOSOPHE ALLOPATHO-HOMŒOPATHE

(LAVILLE DE LAPLAIGNE);

LA SAVATE [1]

ET LE PHILOSOPHE ALLOPATHE

(CLERTAN).

(1) Il faut avoir bien du mépris de soi-même, bien de l'oubli pour les convenances de devoir que tout praticien doit au malheur. Un patient est au lit de mort ; une dame est souffrante, souffrante comme son mari, depuis trois ans : cette dame attend, de la bouche de son docteur, une parole consolante. En présence de circonstances d'une gravité aussi imposante, quelle doit être la conduite d'un savant titré par trois diplômes, de l'homme honoré de la confiance la plus respectable ; doit-elle être celle d'un éducateur d'ours ? Je vous ai déjà dit qu'il leur manquait le diplôme de la science; et vous voyez, par la conduite de l'un d'eux, qu'ils doivent acquérir celui de la bienséance pour compléter leur éducation sociale.

1843

Pauvre monde, tu es vraiment une comédie!
Byron.

C'est le droit de quiconque écrit de juger les vivants
et les morts.
Voltaire.

Tous les peuples ont eu leur croyance ; comme l'âge des peuples,
leur croyance a eu ses périodes ; chaque période a eu ses dieux, ses autels, ses prêtres, ses sectateurs, ses victimes.

Lisez l'histoire de tous les peuples, suivez l'enchaînement des évé-
nements qui sont nés de l'évolution de leur période, et vous arriverez
à cette conclusion finale, qu'elles sont la conséquence de l'organisation; organisation physique, organisation politique : voilà les éléments
de ce fameux dualisme (1) qui tantôt a renversé les états, qui tantôt a
rappelé à l'équilibre d'action les états qui inclinaient vers leur destruction, selon que le point d'application a agi sur l'attraction ou la
répulsion nationale.

Un homme naît au sein des convulsions d'une tempête politique ; il
interroge son génie; il épie l'allure du caractère national; il l'éblouit
par l'éclat de ses triomphes. Appuyé de la faveur militante, du consulat il s'élève à l'empire. Dictateur, il fait plier sous le sceptre de son
despotisme la nation, dont il dissémine, par toute l'Europe, toute
une génération ; à la Moskowa d'horribles désastres frappent son
armée ; la nation, épuisée, ne peut répondre à cette activité qui la dévore jusque dans ses entrailles ; les prestiges de gloire s'effacent à l'as-
pect de sa ruine, et, tout étonnée, frappée de stupeur devant le péril
qui menace de l'engloutir, elle refoule, avec effroi, de son sein, l'homme
qui enchaîna ses destins.

Un auteur moderne, l'un des plus récents écrivains, professeur de
la faculté de Paris, membre de l'Académie de médecine de Paris, membre de l'Institut, chevalier de la Légion-d'Honneur, a dit :

« Toutes ces recherches ne constituent cependant qu'une faible
« portion des connaissances importantes qu'il importerait au médecin
« de posséder. C'est qu'en effet l'étude de l'homme malade est immense,
« et qu'à côté de quelques notions certaines vient toujours se placer
« une inconnue qu'on ne peut éliminer, et qu'enfin, comme l'a dit
« Pascal, notre imagination se lasserait plutôt de concevoir que la na-

---

(1) Pondération d'action à pondération de réaction dans l'évolution des phases; application, durée de l'action : voilà les données de tout problème politique, industriel,
agronomique, scientifique, (médecine), etc.

« lure de fournir. C'est avec raison que l'on peut dire que la science
« est dans un état provisoire. »

Oui, toutes les recherches ne constituent que la très faible partie de
ce qu'il importe de connaître pour comprendre les lois de l'équilibre
par pondération d'action à pondération de réaction ; et cet état provisoire de la science, les écrivains qui ont succédé à Broussais ont-ils éli-
miné toutes les inconnues, qui, selon Andral, constituent le provisoire
de la science? C'est par l'analyse des travaux d'Andral, de Bouillaud,
que nous donnerons la solution de cette question à la fin de l'année
scolaire.

Dans cette attente, voyons les théories de Broussais, d'Andral et de
l'homœopathe Hahnemann appliquées au lit des malades. Par cette
application nous jugerons la science de nos savants collégues et digni-
taires, MM. les professeurs de notre faculté secondaire.

Une méthode, quelle que soit sa direction d'application, ne présente
de supériorité dans cette application qu'autant que ses résultats sont as-
cendants dans l'échelle du perfectionnement. Si nous adaptons cet axio-
me à l'homœopathie, en invoquant les résultats obtenus par Laville, nous
voyons que l'homœopathie est tout aussi routinière d'application que
l'ecclectisme, tout aussi barbare d'interprétation que son aînée; voyez-
la dans ses manifestations ; voyez-la dans son application ; voyez-la
dans ses résultats : c'est toujours l'agent adapté au groupe de phénomènes ; toujours l'estomac qui devient le siége de ces explorations. Ce
sont des touffes phlogistiques de la peau ; c'est une affection des plans
muqueux pulmonaires : encore l'estomac, et toujours l'estomac devient le siége du médicament ; c'est la croix sur laquelle on crucifiera
l'organisme tant qu'il existera un ecclectique, tant qu'il existera un
homœopathe.

Il est vrai que, pour élever l'homœopathie à la dignité du progrès,
on lui a donné le baptême de la civilisation, en lui appliquant cette
formule physiologique : « Les maladies peuvent être guéries par de
très petites doses de substances ayant la propriété de produire sur
l'homme sain des symptômes semblables aux leurs. » Dans l'application de ces agents, nous demanderons à l'intelligence Laville si ce principe homœopathique est une déduction de l'observation de la loi pathologique comparée à la loi physiologique ; et la loi physiologique
étant la loi vitale, et la loi pathologique la loi morbide, est-il logique
de conclure d'expérimentation physiologique à expérimentation pathologique? Qu'observe-t-on dans une organisation vivant, fonction-
nant sous l'influence de la loi physiologique? Des fonctions s'équili-
brant dans leur évolution d'action par congrès d'activité. Comment
s'établit le congrès d'activité? Par l'action successive, par pondération
d'activité du manifeste agentiel à pondération de réaction d'aptitude
organique, d'après la puissance vitale et d'après l'ordre d'érection organique. Or, dans l'hypothèse de l'expérimentation physiologique de
l'homœopathie, vous rompez cet équilibre, d'abord dans le départe-
ment dont l'une des aptitudes de la trame est en rapport de réaction
avec l'agent perturbateur homœopathique, et par voie afférente et
defférente l'action perturbatrice s'inocule à l'organisme ; et si le principe émis par Hahnemann est exact, vous devez, dans l'évolution de
votre agent perturbateur physiologique, vous devez retrouver le même

groupe de phénomènes ; groupe identique dans son essence, dans son activité.

Nous verrons dans l'instant, par l'expérimentation même, que l'organisme n'accepte point les prétentions d'Hahnemann ; et le peut-il? Quels sont les agents qui provoquent l'inflammation des cellules bronchiques? Les excitateurs directs d'action ; leur mode d'action, attractif ou répulsif ; leur activité toujours instante. Eh bien! une telle affection étant donnée, vous sera-t-il facultatif de déposer dans les cellules bronchiques des agents analogues d'essence, analogues d'activité, analogues de durée? et dans le cas de rupture par expansion, comprenez-vous, vous autres homœopathes, la rupture, soit primitive, soit consécutive de plans viscéraux à plans adossés? Comment expliquez-vous ce frisson des fièvres, cette chaleur comburante qui lui correspond ; et comment convertirez-vous ces deux vastes phénomènes, qui dans leur théâtre de développement se partagent l'organisme, en phénomènes physiologiques? aurez-vous votre agent pour le frisson ; aurez-vous votre agent pour la chaleur ardente qui dévore les plans viscéraux? Hahnemann publiant un tel principe, oubliait qu'il l'offrait à la progression du dix-neuvième siècle. Mais nous avons promis l'application, et nous l'avons promise fécondée par l'ardente expansion du génie homœopathe du propagateur Laville.

Le fils de M. Cail... portait une affection pectorale caractérisée par de la toux, sans expectoration, sans phénomène sympathique. Laville, le docteur homœopathe, étant appelé, que devait-il faire pour traiter ce malade homœopathiquement, et le traiter d'après le principe susmentionné? Administrer un agent qui, à l'état physiologique, produisît de la toux, produisît de l'expectoration. Comment est-il advenu que ce scélérat d'agent se soit assez fourvoyé, dans sa direction, pour aller attaquer des organes qui n'avaient manifesté dans leur allure fonctionnelle aucune tendance à l'insurrection; comment est-il advenu qu'une gibbosité (torsion de l'épine , qu'une paralysie des extrémités, qu'une tension des plans musculaires, aient apparu.

Jugeant, par l'application du principe, la théorie, et la jugeant dans les actes allopathiques ; et la jugeant dans les actes homœopathiques, j'aurai l'honneur de supplier, au nom de l'humanité, l'autorité compétente de prier MM. les docteurs de déposer, toutes fois qu'ils fabriqueront des ordonnances, un exemplaire au secrétariat, afin, dans le cas de discussion, d'avoir recours aux pièces justificatives.

Nous avons précédemment rapporté un fait concluant de l'hybridisme de notre judicieux collègue et savant docteur M. l'homœopathe Laville de Laplaigne. Les saignées générales, l'écoulement des sangsues pratiqué par les grands bains, voilà un traitement qui atteste, dans le praticien qui l'emploie, une puissante sagacité. Ce traitement, M. le docteur Laville l'a-t-il vu appliquer en Allemagne par l'auteur de l'homœopathie? Le voyage fait en Allemagne pour y recevoir le diplôme ne pouvait avoir d'autre but que d'explorer l'action homœopathique d'une part, et d'autre part, dans l'hypothèse de sa supériorité, d'en faire une application exclusive. Les affiches placardées par Laville, les trois numéros de son fameux journal les *Annales Homœopathiques* (voyez nos analyses, les *Lettres sur l'Electricité,* font foi de son noble abandon.

Continuons l'exploration de la pratique du sensé et laborieux Laville de Laplaigne ; jugeons la théorie par la pratique d'un des hommes les plus éclairés de notre époque.

Il y a des familles destinées à être dévorées tout entières par les erreurs populaires. Des trois demoiselles Thevenin, la dernière n'avait pas encore fermé les paupières que leur père, homme éclairé dans les affaires commerciales, mais aveuglé par de pitoyables prestiges qui ramperont longtemps encore sur cette terre si pleine de préjugés, est atteint d'une dartre. Une dartre! c'est du domaine de l'homœopathie, comme la gale, comme la syphilis. L'homœopathie a une étonnante prédilection pour ces affections, qu'elle dynamise dans la constitution à merveille ; en voici la preuve :

M. Thevenin, digne appréciateur du tact homœopathique de notre sensé collègue et de son aide-de-camp, le doyen de la faculté secondaire, M. Pâris, lui confia l'élimination de sa dartre. — Une dartre à faire disparaître, monsieur le client, est l'affaire du fou. Nous autres homœopathes nous faisons mieux que cela, nous la plongeons dans le corps. — Mais les intestins, mais l'estomac, mais la vessie, mais........ — Nous les en débarrasserons. L'homœopathe est cru sur la foi du prophète. Les poisons homœopathiques administrés, la dartre disparaît, et l'irritation des intestins, l'inflammation de l'estomac et l'hydropisie, tout le cortége épouvantable d'une épouvantable et ridicule méthode apparaît ; les docteurs Naigeon, Lépine, Clertan, qui, s'ils eussent consulté davantage leurs convictions que leur amour-propre, auraient décliné leur capacité médicale dans cette circonstance grave, sont appelés et traitent allopathiquement, et le malade est soumis à un nouveau système de culbute.

Je vous avais déjà parlé de ce système de dépression dans les touffes phlogistiques cutanées ; déjà je vous avais rappelé la fin funeste de M. le chirurgien Ormancey; déjà je vous ai parlé d'un malheureux cultivateur d'Asnières, qui en portait une au bras, et qui, à l'instant de sa disparition, eut une inflammation à l'estomac qui fut conduite à l'obstruction — et de là..... — à la mort! à la mort, comme M. Thevenin! à la mort, comme le patient François, de Saint-Julien! à la mort, comme Mlle B....., du même village! Qu'a-t-on fait de sa dartre? comment appeler le traitement, comment désigner la méthode médicale employée? Comme vous, messieurs les conseillers, qui, en lisant ces pages, avez l'ironie sur les paupières et le mépris sur les lèvres, un jour aussi la satyre aura à elle son ironie : un jour aussi sur les tombes de ces tendres fleurs, que vous arrosez de vos pleurs, les traits........ Vous vous rappelez d'avoir vu, à vos consultations données (comme vous le dites dans votre *Lettre sur l'Électricité* à vos nombreux malades, un malade, dis-je, pour ne pas rompre le fil des idées, comme cela vous arrive souvent au lit de vos malades, qui avait tout le système lymphatico-jugulaire engorgé : eh bien! à ce malade vous avez administré des poudres, et il est à votre connaissance une circonstance d'une haute, d'une effrayante gravité pour l'homœopathie. Après huit jours d'ingestions de vos poudres, la douleur cérébrale a acquis une effrayante intensité.

Eh bien! encore et probablement toujours, n'est-il pas vrai que je suis fou de jeter à la face d'un savant qui s'est si haut élevé par la dignité de sa pensée, qu'il ne peut avoir que du mépris pour la pratique de son collègue, que d'ailleurs il exprime avec autant de grâce que de noblesse par l'épithète de fou ?

Qu'est la folie ? C'est la pensée en délire ; et la pensée en délire, l'exaltation du plus brillant attribut de l'homme, l'imagination : étincelle électrique qui met en rapport la volonté du Tout-Puissant avec l'organisation privilégiée. Et cette étincelle alluma-t-elle dans le cerveau du docteur Laville, ce feu sacré qui enfanta cette diction élégante et gracieuse qui embellit les belles pages de ses *Annales*; qui lui donne le privilège d'analyser les affections de ses malades, de les traiter avec un tact jusqu'alors inconnu de l'art.

A votre entrée en scène, lors de la consultation, vous avez caractérisé votre collègue par les expressions parlementaires de *savate, d'ignorant ;* vous avez prétendu que j'avais calomnié ce pauvre Lépine (expression du consultant) dans ma dernière philippique ; vous avez prétendu que j'avais fait mourir un meunier d'Ahuy. Je dois répondre à cette double accusation, qui est aussi sotte que la pensée de l'auteur ; et la pensée de l'auteur, vous le savez, est la pensée d'une belle tête ; et vous savez que dans les belles têtes l'intelligence est toute faciale, toute de traits, et ce charme séducteur, la nature, toujours juste dans ses créations, l'accorda à l'être par compensation de pondération cérébrale ; voyez, c'est le fanage du gramen de Virgilius Maro ; quand il est splendide de développement, l'année est stérile ; toujours opposition d'action polaire dans l'équateur à vitalité d'activité : c'est la loi de la nature ; et c'est cette loi , dans ses débordements d'activité, qui produit les monstruosités acéphales par absorption de vitalité du pôle cérébral au bénéfice du facial, comme on le remarque dans le développement exhubérant du fanage humain (lion civilisé) ; c'est la disposition inverse qui produit les organisations privilégiées, c'est-à-dire l'absorption de vitalité des plans faciaux au bénéfice du pôle cérébral.

La savate a-t-elle calomnié quand elle a parlé de Mme Turpin humant pendant quatre ans, à tous les bocaux de toute une pharmacie, la science dans ce qu'elle a acquis de progrès par la synthèse systéme des ordonnances à médicaments complexes ?

Sur ce fait de calomnie, interrogez tout le faubourg d'Ouche, et tout le faubourg d'Ouche vous dira d'une commune voix que ses quatre dernières années d'existence ont été cruelles. Interrogez le mari , et il vous répondra que de tels systèmes de traitement ruinent les familles, altèrent la santé des personnes qui sont préposées, par leur position de relations, à leur donner des soins.

Calomnierais-je, si je parlais du traitement de M. Dumont, le restaurateur ? Jamais malade a-t-il éprouvé plus d'anxiété ? Y a-t-il eu des douleurs plus intolérables que celles qui terminèrent si rapidement son existence ?

Calomnierais-je, si je traçais la relation de ce courtier de chevaux qui a été atteint, il y a deux ans, de rhumatismes, et deux ans traité par le médecin des épidémies sans qu'aucune amélioration se dessinât ?

Ai-je calomnié quand j'ai rapporté dans mon pamphlet d'Auxonne la mort de la petite demoiselle Maria , où, comme chez Mme...., on a commis une erreur de diagnostic ?

La savate calomniera-t-elle, si elle rapporte les douleurs atroces que Mme....., de la rue des Godrans, a éprouvées dans toute la région abdominale à la suite d'un vésicatoire, à la suite d'un cautère appliqué à la région susépigastrique; douleurs qui ont été aussi instantanées que l'application; douleurs qui ont persévéré; douleurs qui ont déterminé un gonflement tel, que Mme..... ne pouvait se coucher que sur le dos (1)?

Calomniais-je quand j'avançais un fait grave, celui d'un père de famille qui avait cinq enfants, et à qui il n'en reste pas un seul pour lui fermer les yeux?

Calomniais-je quand je retraçais l'histoire de ce malheureux enfant traité par le secrétaire général, à la rue du Bourg?

Calomnierais-je si j'entretenais mes lecteurs des deux autres enfants, une fille et son frère, de la même rue, traités également par le secrétaire général?

Calomnierais-je si je rapportais ce fait concluant d'induction, emprunté à la pratique d'un débutant dans la carrière d'application? et un débutant doit être au niveau du progrès, ayant assisté aux dernières inspirations des hommes qui sont à la tête de l'enseignement de la première faculté du monde, de la célèbre école de Paris.

Un homme de trente ans est atteint d'une affection du cœur. On appelle un praticien : une application de vingt-cinq sangsues est conseillée sur la région cutanée correspondante, et la dernière sangsue n'était pas encore détachée que le malade était expiré.

Voilà encore un fait semblable à l'observation empruntée à l'affection de Mme Coquet; voilà encore un fait semblable aux précédents; voilà encore une application *loco dolenti*. Et le peuple meurt! et le peuple, comme vous le voyez, meurt dans son impénitence finale.

Calomnierais-je si j'avançais en public que, dans la même année, à quelques mois d'intervalle, Mlle Bonnet, M. Abel Bonnet fils, traités par le même médecin, par le médecin de M. Piffond fils, par le médecin de Mlle............, par le médecin de M. le professeur de mathématiques, sont morts, la demoiselle à vingt-un ans, et le fils à dix-huit.

Calomnierais-je si j'avançais que M. Piffond, que M. Abel Bonnet, que Mlle Bonnet, que la demoiselle du tailleur, que le professeur du collège, ont succombé à une méthode vicieuse de traitement, à un système brousséiste, à un traitement d'application *loco dolenti*? Que l'on rapporte l'observation des affections considérées dans leurs symptômes, dans le traitement employé; que l'on tienne registre aussi exactement des revers que des visites inscrites sur le carnet (2).

Calomnierais-je si je disais que M. Bruet eut trois fils, et que le dernier est mort à vingt-un ans?

Calomnierais-je si je rapportais un fait qui prouve toute la stupidité de l'art dans ses principes d'application? Je veux parler des grossesses; je veux parler de la malade de la place Pont-Arnault, cliente du secrétaire général, à laquelle, pendant la gestation, on fit deux fois l'ouverture de la veine (deux saignées) pour la soulager d'une affection pectorale. On sait que le lendemain de l'accouchement Mme... succomba. — Mais pouvait-on mieux faire, puisque l'on s'est adressé à un secrétaire général, à un médecin d'hôpital, et que le médecin d'hôpital a saigné comme Bouillaud aurait saigné, comme Lisfranc

---

(1) Tous ces faits appartiennent à la pratique du docteur Lepire.
(2) Faits empruntés à la pratique du docteur Clerton.

aurait saigné, comme Andral aurait saigné? Voilà, fichtre! trois fameuses autorités, trois autorités toutes colossales! — M. Lenclud, le fils de M. Napoléon d'Argenville, la petite fille de M. Michel le sabotier : voilà des autorités philosophiques. Je ne reconnais, en matière de progrès, que les faits, et ces faits je pense pouvoir les produire comme concluants. Adressez-vous au docteur secrétaire général Gruére et aux trois médecins appelés en consultation, relativement à l'affection. Ce sont tous des gens appétant de progrès, qui, dans l'intérêt de la science, m'ont envoyé une missive pour m'engager à publier un résultat qui n'a pas son analogue dans les annales de l'art : un homme duquel on affirme la mort dans tout le faubourg d'Ouche, à l'exception près, cependant, que s'il en revient, il sera imbécile (expression d'un des médecins consultants).

Si vous voulez une vérification complète du pronostic, soit quant à l'hypothèse de la mort, soit quant à l'hypothèse de l'imbécilité, adressez-vous à M. Lenclud. Pauvre bonnet doctoral! toi qui as une origine céleste (1), sur quelle tête as-tu fait ton ascension!

Un médecin a traité un malade dans des temps antérieurs; ce malade est tombé, par droit de conquête, au pouvoir des attractions. Le malade est sorti de son lit de douleur ; et tout lit de douleur, chef de clinique, n'est-il pas le patrimoine de la mort? Et le médecin, chef de clinique, qui plonge ses regards dans l'ombre du spectre qui fuit, est le médecin heureux, le médecin que l'on essaie de calquer dans ses actes. L'interroger soi-même sur les principes de son application, c'est compromettre la dignité du professorat dans ce qu'elle a de plus sacré, l'enseignement. On manifeste le désir de voir le malade; et manifester le désir de le voir c'est avoir la pensée de l'interroger, c'est avoir la pensée de calquer, dans de pareilles occurences, son traitement sur le sien.

N'avez-vous jamais eu, docteur Clertan, une telle pensée? Vous êtes trop riche de votre propre fonds pour commettre un tel larcin. La nature a tant pris de soin de perfectionner son chef-d'œuvre, que vous avez dû apparaître de toutes pièces constitué pour le progrès.

Si vous avez la pensée (et qui oserait vous la contester?) que la médecine devrait être une profession libérale, pourquoi n'invoquez-vous donc pas, en faveur de sa dignité, les flambeaux du progrès; pourquoi n'exigez-vous pas, des hommes qui se vouent à son culte, ce respect public pour le sacerdoce dont ils sont revêtus; pourquoi ne livrez-vous pas à la hache du licteur ces prêtres adultères qui d'une main encensent l'autel de leur conviction, qui de l'autre encensent les autels des faux dieux; pourquoi ne décrétez-vous pas un sénatus-consulte contre ces collégues impudiques qui donnent au public le scandale des soufflets à magasin? Pourquoi, si elle est une émanation divine; si elle procéde du Créateur par la première de toutes les missions, la mission vraiment céleste, celle de perfectionner l'être dans ses ressorts organiques (2) par la mutation des aptitudes vitales aux aptitudes morbides; pourquoi les censeurs de l'art n'adressent-ils pas leur supplique aux autorités, pour contraindre les auteurs de remèdes secrets

---

(1) Voyez la pancarte adressée aux chambres, tendant à la suppression de la patente médicale.

(2) Mlle Charles. Une demoiselle de Paris.

à livrer au tribunal de la science le secret de leurs spécifiques? Le secret des remèdes dégrade la majesté de la science dans ce qu'elle a de plus honorable, l'application. Des remèdes secrets au dix-neuvième siècle! des secrets dont on fait un trafic comme d'une amulette! voilà ce qui devrait être défendu par l'autorité locale. Si le remède est composé d'éléments thérapeutiques applicables exclusivement à tous autres par la direction imprimée à leur action, ces éléments, il faut mettre à même tout praticien d'en faire l'emploi. S'ils constituent dans leur application à l'organisation une théorie vaste qui ait exigé de profondes méditations, de savantes recherches, que le gouvernement en fasse l'acquisition. Le daguerréotype n'est-il pas devenu ainsi le patrimoine de la nation? Et peut-on comparer l'avantage du daguerréotype à une méthode médicale qui embrasserait la généralité des cas; à une méthode médicale qui aurait son application exclusive comme celle du code national, comme celles des poids et mesures?

La médecine actuelle a la plus grande analogie avec les coutumes de nos pères, et cette oligarchie d'applications doit disparaître comme les coutumes. Les coutumes étant vicieuses, parce qu'étant différentes, elles étaient appliquées à l'être qui vivait dans des conditions semblables de milieu, de même une méthode médicale, par cela même qu'elle guérit un Français, doit guérir ses trente-trois millions d'individus. Un jour on arrivera à l'exécution de cette pensée, et cette exécution est digne d'un état progressif.

La nouveauté médicale, comme les bazars ambulants, a ses annonces murales. Ici c'est le correspondant universel de tous les infestés syphilitiques, qui fait placarder ses affiches; là c'est un docteur plus modeste qui confine son horison d'observation aux glandes du sein mammaires'; un troisième, plus prétentieux, reçoit à son dispensaire le lépreux, le scrofuleux, le syphilitique même, et autres horribles espèces d'affections qui dégradent la noble engeance humaine. Lecteur, qui êtes un être pensant, qui possédez un raisonnement d'induction, vous comprenez déjà le ridicule de ces savants, qui parquent l'art comme le quadrupède de Néron, — dans un écurie consulaire. — Oh! non, l'homme de la science à spécialité glandulaire, syphilitique, parque son talent à spécialité dans un salon où vous admirerez davantage les produits de l'industrie que les progrès de l'art, quel que soit d'ailleurs le spécifique, mammaire ou syphilitique.

Voyez ce cabriolet ailé qui fend l'air comme le météore : sur le pavé, c'est Minerve, c'est Apollon, c'est Jupiter tonnant; c'est tout l'Empirée, matelassé comme l'enfant Jésus dans sa châsse. Au lit du patient, quelle est ta sagesse (science), Minerve; au lit du patient, quelle est ta puissance, souverain de l'art?

Digne appréciateur du luxe, il le palpe, il le déguste, le savoure; tout son être est embaumé de son doux parfum. Amphibie par sa nature, tantôt il rampe, tantôt il nage, selon l'élément qui lui sert de milieu; il joûte avec une grâce qui ferait envie à l'ours glacial, si ce noble animal n'était, de sa nature, tolérant. Mais pour mieux vous esquisser les nobles attributs de ce cosmopolite, nous étudierons ses aptitudes organiques sur son élément favori; nous le saisirons dans le jeu de son action.

Dijon est le théâtre du merveilleux, et le théâtre du merveilleux c'est le théâtre des jongleurs. Quelle que soit la robe, quelle que soit l'ac

mure, le jongleur est l'exploiteur, et l'exploité le niais qui est au pied
du tréteau (1).

Un roi contemporain du grand Frédéric a introduit au Louvre le
règne des cotillons. Plébéiens et patriciens, vous avez, vous aussi, le
règne des cotillons; l'empire de vos reines est celui d'un prince allemand; de leurs cellules elles ne commandent qu'à quelques sujets, et
leur règne est de courte durée; l'inoculation en est le terme, et le sou-
venir de leurs largesses celui de l'évolution de l'inoculation; et par
l'inoculation vous appartenez à une autre dynastie : celle des docteurs
à spécifique secret, tout aussi déprédatrice que celle des cotillons.

Le mercure homœopathique ou allopathique est le spécifique par
excellence; c'est l'arcane des grands faiseurs. Allez à l'établissement
de la Préfecture; allez à l'établissement du Balcon : le mercure, toujours le mercure sera opposé à vos cancres, à vos gonorrhées. Je sais

---

(1) **Anecdote.**

— G. Qui va là? — K. Ton bon ami; le meilleur, le plus ancien
de tes amis; ton excellent K. — G. Quoi! te voilà, mon cher compa-
triote; toi à Paris! Bon Dieu! que viens-tu faire dans cette ville mau-
dite d'Esculape? — K. Ce que beaucoup ont fait. — G. Intriguer?
— K. Tu as arraché le mot à ma candeur. — G. Tout sur cette terre,
bon provincial, a son règne; l'intrigue même. Sous l'empire elle était
classique : le grand homme qui l'encensa sous le consulat, sous l'empire lui accorda toute sa protection; c'était alors le beau temps. Sur
la lave du grand volcan on pouvait implanter ses germes; cette terre,
pure, chaste comme Vesta, lui permettait ses coudées franches; mais
actuellement le métier est gâté, tout s'en mêle; du droguiste à l'académicien, tout prostitue l'art; maintenant il faut s'éduquer soi-même,
n'ayant plus de guide. — K. D'après le mépris que tu voues à la bonne
déesse, on doit penser que tu t'es frayé d'autres voies. — G. Pas du
tout; tu es complétement dans l'erreur. — K. Ah bah! toi aussi tu
intriguerais; toi aussi tu exercerais l'art du grand Portal. — G. Plus
modeste dans mes désirs, j'ai borné mes prétentions. — K. Tu as
borné tes prétentions... mais dans quelle direction? — G. Réfléchis.
— K. Ah! je comprends... Un dispensaire? — G. Précisément.
— K. Mais ce dispensaire, quel titre lui donnes-tu; quel genre d'affections, et surtout (car c'est le point culminant de l'entreprise) quel
est le spécifique dont tu es le créateur? — G. Que tu es provincial! Un
spécifique! n'est-ce pas la selle à tout âne? Vois-tu, il en est d'un
spécifique comme de la saignée : Lisfranc en fait son patrimoine sous
le nom de saignées révulsives; Bouillaud son patrimoine... tu connais
le fameux procédé des saignées répétées coup sur coup. Quant à mon
spécifique propre (et qu'un manant ne vienne point m'en contester la
propriété), je vais t'en faire l'historique. Depuis plusieurs années, à
Paris, je m'embêtais à mourir; comme un jour, sortant de ma léthar-
gie, je m'éveillai grand homme; la fortune m'ouvrait les portes de
son temple; ma tête s'embrasait du feu du génie; mon esprit, pour
la première fois, enfanta une idée... — K. De feuilleter un bouquin,
et le plus vieux de tous les bouquins; d'y chercher, dans quelque re-
coin de quelque page, d'y chercher un remède secret? — G. Tu assis-
tais donc à mon rêve! Je partis à l'instant; de la bibliothèque je grim-

que certain néophyte d'Hahnemann a prétendu que la pensée du réformateur allemand avait été tellement métamorphosée, que de la chrysalide il ne restait plus que l'écorce. Cette assertion est fausse; nous l'avons prouvé dans notre philippique d'Auxonne par un acte très remarquable; nous l'avons prouvé par l'analyse des trois numéros des *Annales Homœopathiques* publiées par Laville. Nous le prouverons aujourd'hui par le fait Thevenin.

L'acte le plus remarquable de la dissidence Laville, dans l'application de ses convictions médicales homœopathiques, c'est l'acte d'accouplement de la pensée d'Hahnemann au système à déplétion de Broussais. Cet acte de novation n'est d'ailleurs pas nouveau : c'est le fait journalier des ecclectiques. Voyez vos professeurs à votre lit de mort; ils sortent la lancette de la trousse, vous demandent une plume pour tracer une des nobles inspirations du codex 1. Il est vrai que

---

pai tout haletant l'escalier. Le hasard me servit à souhait : le premier qui me tomba sous la main, j'y lus : *Remède secret contre les glandes du sein.* Le lendemain j'avais un local, et mon affiche était placardée à toutes les avenues; je répandis un boissseau de cartes chez les portières, et après quelques mois, tu verras, j'eus une clientelle de dispensaire toute payante. — K. Mais la clientelle du dehors? — G. Oh! celle-la se forma par l'autre : un dispensaire pour le chef, c'est un hôpital pour le débutant de ville de province; on vous connaît et l'on ne vous connaît pas... — K. De réputation? — G. Oh non! De nom, cela suffit. Du portier vous grimpez à la mansarde de la commère, et successivement, quand on a la tournure d'une belle tête, on descend, à l'instar du quadrumane civilisé (singe), du balcon du cinquième au premier. — K. Cette pratique doit avoir plus d'attrait pour toi, homme de bon ton, de mœurs civiles, que la clientelle du dispensaire. — G. Je te l'avouerai, la clientelle du dispensaire fut pour moi, comme le dit Andral, de l'art, du provisoire. Mais, frip.., je crois m'apercevoir que ton front devient radieux : aurais-tu?..... — K. Ma foi, je t'en ferai la confession : je veux aussi mettre le pied à l'étrier; j'ai quitté ma petite clientelle de la petite ville pour chercher dans la grande ville... — G. Une grande clientelle. — K. Tu sais que l'on est long d'espérance quand on s'obstine à se tapir dans son coin. — G. Ne fais donc pas la prude : mon dispensaire te va-t-il? — K. Parfaitement. — G. Eh bien! associons-nous. — K. A quand l'acte d'association? — G. Peste! pour un Dijonnais, comme tu bats le fer! Je conçois qu'arrivant dans la grande cité, tu dois avoir hâte de te créer une vogue. Agrafe ton nom au mien, et désormais vivons de l'intimité d'Oreste et Pylade. — K. Ah! je te le jure par les mânes d'Hippocrate, le jour de la réception ne s'échappera jamais de mon ame, à jamais reconnaissante! — G. Farceur! nous ne sommes pas sur la planche du drame.

Nous vous mettrons, lecteurs, plus tard en rapport avec la seconde phase de l'évolution de l'un de ces athlètes. Une production a vu le jour; nous l'explorerons en la soumettant à l'analyse.

(1) Faites l'ablation des tumeurs du sein lorsqu'elles ont acquis un tel volume, qu'elles échappent à la puissance des attractions; faites des accouchements au forceps, au levier, puisque l'on est convenu de considérer comme étant inaptes les sages-femmes dans cette complication de l'opération manuelle. Mais confiez à la puissance des attractions et répulsions combinées, l'oscillation polaire, polaire des plans viscéraux, polair

leur fécondité est prodigieuse ; tout aussi prodigieuse que celle des pucerons. Au même malade, pour la même maladie, ils vous fabriquent cinquante ordonnances. (Consultez le fameux laboratoire des ordonnances Lépine adressées à Mme Turpin, du faubourg d'Ouche.)

Les chirurgiens, dès les temps antiques, ont eu, dans les auteurs des caustiques, de puissants rivaux. Le caustique (et cette assertion est un dit-on d'intéressés propagateurs) est un instrument qui doit être préféré au bistouri dans maintes occasions, et notamment dans la destruction des glandes, et plus notamment encore dans celles du sein ; et l'on appuie cette assertion du grand nombre de docteurs qui se sont livrés à l'exploitation du caustique (1).

D'abord, qu'est-ce qu'une glande mammaire ayant acquis un développement pathologique? Une glande dominée par l'attraction pathologique; et toute attraction pathologique est une attraction à conséquent désorganisateur. Et l'expérience n'a-t-elle pas prouvé qu'une telle attraction n'a point son système d'activité borné à la glande elle-même? et la preuve, ce sont les suites de l'opération : que cette opération ait été pratiquée par le bistouri ou par le caustique.

Par le caustique, et surtout par le caustique appliqué à la destruction des glandes du sein, qu'observe-t-on, souvent même avant la cicatrisation de la plaie? On observe que de nouvelles glandes se tuméfient; que dans ces nouvelles glandes tuméfiées la malade y éprouve les mêmes phénomènes qui ont accompagné le développement de la première; et ces phénomènes sont d'essence inflammatoire comme ceux qui s'élèvent d'un plan tuberculeux : c'est la douleur, c'est le sentiment d'érosion, c'est la douleur pulsative; c'est tout le cortége du phlegmon. Eh bien! que MM. les porte-caustiques se livrent à l'ablation d'un furoncle (clou), d'un antrax : de nouveaux clous, de nouveaux antrax apparaîtront de cette mine féconde qui a enrichi tant de successeurs, tant de prédécesseurs.

— Et pourquoi apparaîtront-ils? — Pourquoi? parce que l'excitation a une sphère d'excitabilité dont l'antrax, dont le clou, occupent le centre; ce centre étant enlevé, l'irradiation de la circonférence au centre produit de nouvelles touffes phlogistiques. Voyez une cicatrisation s'opérer, voyez un glacier se former sur un étang, sur une mare : ne voyez-vous pas des rayonnements marcher lentement de la circonférence au centre. La nature, pour l'observateur, a toujours la même manière de procéder. Voilà pourquoi vos ordonnances sont

---

des plans adossés l'afflux vital appelé par l'acte de la gestation, appelé par l'acte pathologique qui préside à l'exubérance morbide ; et vous n'aurez pas la douleur de soumettre à une cinquième opération la malheureuse qui aura confié pour la première fois toutes ses espérances, tout son avenir à votre bistouri, à votre scie, à vos ligatures. La théorie des attractions a-t-elle cet appareil effrayant d'instruments qui a fondé tant de réputations ; qui a acquis quatre millions à un praticien mort jeune encore, mort avec toute sa science? Cependant il était le contemporain du réformateur Broussais; mais le système physiologique fut impuissant : il devait l'être, parce que le système de dépression générale des propriétés vitales n'est pas un système d'équilibre, et qu'il ne saurait y avoir, dans tout être, d'existence possible qu'autant qu'il y a dans l'organisation de cet être un équilibre d'activité des plans polaires visceraux aux plans polaires des plans adossés.

(1) Circonscrit par l'espace nous ne jugerons pas les prétentions respectives des parties belligérantes. Plus tard nous examinerons cette question, d'ailleurs importante sous le rapport des résultats comparés. Maintenant nous nous bornerons à examiner la question d'une manière générale, sous le point de vue de l'ablation.

absurdes, et tout aussi absurdes dans leur conception que l'application des porte-caustiques. Justifions par les faits : ces pièces sont authentiques.

Une dame de Magny-Saint-Médard portait des glandes engorgées au sein. Arrivée à cet hôpital pour y obtenir du soulagement, on y prit la résolution de l'ablation des glandes ; les glandes mammaires étant enlevées, tout le système glandulaire se tuméfia, et la malade succomba à des douleurs atroces.

Nous avons eu pour but, dans toutes nos philippiques, de flageller ces systèmes qui ont grandi de la réputation des écrivains qui les ont prêchés et des praticiens qui les ont appliqués. Ici nous n'avons eu que l'application à combattre ; nous l'avons fait tout dans l'intérêt de la science. La pensée de ces hommes de l'art, nous l'avons considérée comme une empreinte d'un relief plus ou moins saillant, plus ou moins chamarré ; et comme chaque homme de l'art, dans ses actes, est responsable de ses faits, il a bien fallu personnifier ces faits, dans la crainte qu'en les présentant d'une manière générale, on ne donnât dans l'application du fait, à l'auteur, une interprétation fausse.

Je crois qu'aucun lecteur ne blâmera cette conduite, qui a en sa faveur la franchise de l'opinion.

M. le docteur et membre de l'académie de médecine de Dijon, M. Fourrat, a traité une demoiselle qui avait une cardialgie extrêmement aiguë, par les saignées générales, par les sangsues appliquées sur la région cutanée correspondante au foyer, et par des pilules (1) dont la malade ignorait la composition. Les accidents ayant acquis de la gravité, nous avons été appelé à la soulager. La malade a eu une bonne nuit ; la malade a guéri, et a guéri parce qu'elle a été traitée comme MM. M.....

Nous avons été également appelés à voir un malade du même académicien, atteint, celui-ci, de jaunisse. M. Fourrat sait dans quel état il nous a été confié ; après quinze jours il était en pleine convalescence.

Pour nous hâter, nous rappellerons à la mémoire de M. Fourrat le docteur, Mme Dumont, femme de l'entrepreneur.

Introduits par nos succès (et ces succès ne sont point des succès de communauté de profession) chez quelques clients du docteur Clertan, nous avons été à même de constater, dans sa pratique, un immense pas de fait dans la voie de l'application ; et ce savant nous saura gré d'être son interprète, en mentionnant, comme nous avons déjà commencé de le faire, et ces agents qu'a accueilli la dextérité de son jugement, et les résultats distingués qui sont la conséquence de leur application.

Deux dames, dont l'une d'Ahuy, portaient des phlegmasies articulaires, et ces phlegmasies, M. le docteur Clertan les a traitées par un spécifique peu dispendieux, d'ailleurs ; circonstance qui milite en sa faveur, puisqu'il est à la portée de toutes les classes : je veux parler de la décoction de feuilles de noyer, dont notre honorable collègue sature l'organisation. Décoction à l'intérieur, à la dose de trois litres par jour ; décoction *loco dolenti*. Oh ! ici le savant est en défaut sur la

---

(1) Il est futile d'ajouter qu'après un tel résultat M. le docteur Fourrat doit être un médecin crédule.

voie de la novation, ce mode d'application brousséiste étant de tous les temps, étant de toutes les sectes. Des feuilles de noyer à l'intérieur, des feuilles de noyer à l'extérieur! Quelle bizarre dynamisation des plans viscéraux, des plans adossés! Etait-ce pour faire sortir la science du provisoire, que M. le docteur traitait ainsi ces deux dames? Quelle puissance d'action M. le docteur Clertan accorde-t-il à la décoction de feuilles de noyer? Est-ce une puissance d'attraction ; est-ce une puissance de répulsion? (car, désormais, tel doit être le langage par lequel on doit formuler les questions d'application). Si nous admettons la première hypothèse, la phlogose articulaire sera donc appelée sur les plans viscéraux ; la phlogose articulaire sera donc également concentrée sur les plans adossés? Maintenant raisonnons dans l'hypothèse opposée, l'hypothèse de la répulsion ; et alors répulsion viscérale, répulsion des plans adossés. La phlogose ainsi traquée, traquée à l'intérieur, traquée à l'extérieur, où se réfugiera-t-elle? Vous répondrez, M. le docteur, à ces questions, parce que, voyez, M. le docteur, ce sont des questions d'intérêts sociaux, que vos nobles qualités de citoyen et de savant doivent au progrès, doivent à l'humanité.

On nous a parlé de la mort d'un homme d'Ahuy ; comme M. le docteur Clertan, nous ne sommes pas familiarisés avec cette espèce de succès, quoique notre début soit antérieur à celui du docteur, et que, sans nous donner les gants d'une belle tête, notre pratique ait été plus que double de celle de M. le docteur Clertan. On ne nous citera pas des revers semblables à ceux de M. Abel Bonnet fils, de Mlle Abel Bonnet, de Mlle Cathomen, de M. le professeur de mathématiques Commaret, et de tant d'autres d'une moins récente date.

Une opinion généralement répandue, une opinion accréditée par nos savants collègues, c'est l'impossibilité de découvrir la nature des affections des enfants ; impossibilité que quelques-uns ont exprimée d'une manière fort triviale : « Que voulez-vous que l'on fasse aux enfants? on ne peut reconnaître leurs maladies. » Lisez les listes mortuaires de chaque semaine dans vos journaux, et vous verrez que, sous le point de vue de l'application, nos collègues justifient cette assertion. Nous avons prouvé, par les résultats de notre pratique, que les maladies des enfants pouvaient être diagnostiquées, déterminées par l'analyse de leur expression, et traitées par l'application de la théorie, avec autant de succès que celles des adultes : le fils et la demoiselle de M. H....., le fils de M. B....., le fils de M. C....., les deux enfants du faubourg d'Ouche, le fils et la demoiselle de M. O....., l'enfant de la rue des Godrans, la fille de M. Michel, l'enfant de M. Napoléon, etc., en sont la preuve.

Comment se fait-il, m'objecterez-vous, que vous en guérissez vingt sur vingt-un, et que vos collègues en perdent la moitié? Voici l'explication toute organique : c'est que leur système d'analyse est faux; c'est que leur système thérapeutique est faux, et que de toutes les périodes de la vie, celle de l'enfance est celle dont les affections doivent être combattues avec le plus d'énergie et le plus promptement. En effet, cet âge est l'âge des projections organiques, et des projections organiques parties de chaque axe. S'il existe un foyer pathologique, ce foyer enraie les projections, et tous les matériaux qui étaient destinés à ces projections tournent au bénéfice de ces foyers, qui deviennent d'autant plus incandescents que la constitution possède plus de fluides :

d'autant plus laborieux dans leur évolution qu'elle en contient moins.

C'est cette même circonstance, comme nous avons déjà dû le signaler, qui fait périr tant de jeunes filles à l'époque pubère. Plus tard je dirigerai l'organe du tact sur la plaie, et vous serez surpris que pour une organisation construite avec tant d'art, une organisation si admirablement pondérée, on ait employé, lors de la déviation de ses ressorts, des agents aussi peu compatibles avec l'esprit philosophique de notre siècle : les saignées, les grands bains, les applications en général *loco dolenti*, le système des ordonnances à médicaments complexes. Demandez à MM. les docteurs pourquoi, dans leurs ordonnances qui dégradent l'art, ces pondérations ridicules, ces pondérations de sept, de huit substances; par quel système d'expérimentations sont-ils arrivés à les établir?

La position d'un novateur exerçant dans une ville de province est une position difficile : la publicité des faits lui est imposée, par la garantie de priorité, de suprématie, d'une part; d'autre part les relations établies de parents de clients à parents de médecin, lui imposent l'obligation de se taire, soit sur le nom du malade, soit sur le nom du médecin. Cette situation de position flottante, nous l'avons acceptée, quelque défavorable qu'elle dût être à la progression des idées, parce que nous avons pensé que la loi la plus puissante devait être, pour le novateur même, celle du devoir. Le fait ainsi dégagé de ces circonstances, appartient à la science, et c'est parce qu'il appartient à la science, que je dois le consigner dans ses annales. Une demoiselle de dix-sept ans souffre depuis cinq mois de la poitrine; depuis cinq jours elle est sous le poids d'une suffocation qui ne lui a pas permis une seule seconde de conserver la position horisontale. Etant appelé à lui donner des soins, le soir même de la visite elle repose trois heures, le lendemain douze. Les jours suivants les crachats diminuent avec la toux, et la position horisontale est conservée. Après quinze jours, cessation complète de la toux, de l'expectoration; la convalescence se complète. et la fille sera conservée à sa mère.

Pendant quinze ans j'ai combattu; pendant quinze ans toutes mes pensées ont convergé vers cette idée, digne d'occuper les moments d'un bienfaiteur de l'humanité. Quelle plus noble tâche, en effet, peut s'imposer un citoyen, que la réalisation de ce vaste projet, dont l'application doit garantir à tout être l'évolution de chacune de ses phases dans le cercle vital de ses fonctions? Assistez, et comme observateur, et comme philosophe, aux cliniques des hôpitaux de Paris; interrogez tous ces malades qui, dans vingt hôpitaux, y sont arrivés cherchant un asile à leur espérance, l'espérance de guérir ! demandez à ces phthysiques ce qu'est pour eux une lueur d'espérance : c'est la victoire pour le conquérant; c'est pour le détenu la porte de la Bastille qui s'ouvre au cri du peuple insurgé.

Comment les préposés à l'administration n'ont-ils pas compris que détruire une affection c'était la saper dans ses racines; comment n'ont-ils pas compris que toutes ces affections chroniques qui peuplent les hôpitaux, sont nées d'affections qui ont été enrayées; et enrayer une affection, c'est l'œuvre de la nature qui s'égare dans ses directions; c'est l'œuvre de l'art qui imprime à la réaction surexcitée par la nature des directions contraires.

Explorez notre pratique, et vous ne nous citerez pas un seul malade dont l'affection ait pris le caractère chronique. Si vous négligez l'application de cette découverte considérée sous le point de vue humanitaire, employez-la donc d'après la considération dominante de notre siècle : dans un but d'économie.

Frappé des résultats obtenus par l'application de la théorie au lit des malades et de sa divergence avec les systèmes appliqués au lit des malades des hôpitaux où j'ai suivi les cliniques à l'époque où je les fréquentais comme élève, j'ai cru qu'il était de mon devoir d'établir cette dissidence, et par l'analyse des productions des auteurs, et par l'appréciation pratique. Au moment de son développement j'ai fait plusieurs voyages à Paris pour y suivre de nouveau les cours des hôpitaux de Paris, et dans tous les hôpitaux j'ai retrouvé la pratique absolument conforme. C'est cette conformité d'application qui m'a engagé à exercer mon investigation sur chacun d'eux, afin d'en présenter un cadre général sous le titre d'*Analyse introduite aux Hôpitaux de Paris*. Cette production verra et doit voir le jour, parce que je tiens à prouver que la centralisation est le constrictor féroce qui absorbe tout ce qui naît au-delà de son cercle évolutionnel.

Quelle que soit l'affection, quelle que soit la constitution d'un patient, quelle que soit la période d'évolution du dualisme pathologique; que le malade appartienne à Bouillaud, qu'il appartienne à Andral, qu'il appartienne à un homœopathe ; quel que soit le système physiologique (brousséiste), ecclectique, homœopathique, suivez au chevet la direction de l'agent; étudiez cet agent dans sa direction d'action; étudiez pas à pas cette action en contact successif avec chaque réaction de chaque aptitude de chaque organe; et si la bonne foi, si l'intelligence philosophique président à votre investigation, je vous demanderai s'il a existé, s'il existe, s'il peut exister des saignées révulsives, qu'elles soient d'ailleurs pratiquées au bras ou au pied : je vous demanderai si les saignées répétées coup sur coup (cette manière de formuler est fort vague), en admettant même leur action incessante, intégrale, ce que jamais Bouillaud, ce que jamais Broussais n'ont pratiqué chez aucun malade. On le sait, et pour Broussais, et pour Bouillaud, les saignées fréquemment répétées ont toujours eu leur escorte s'acheminant dans la double direction des plans viscéraux (les médicaments complexes), des plans adossés (les agents *loco dolenti*).

Le système *loco dolenti!* Dites aux praticiens qui le mettent en œuvre, qu'ils vous traduisent au lit des malades son mode d'action; dites-leur qu'ils vous jalonnent sa direction, son essence d'action, sa durée d'action; qu'ils vous la jalonnent, et dans les plans viscéraux, et dans les plans adossés. Insistez : vous y êtes suffisamment intéressés ; c'est ce que nous vous prouverons plus tard par une esquisse générale sur les affections chroniques qui sont tombées dans le domaine de l'art par la mise en scène sur le théâtre d'application de ces agents.

Et les ordonnances allopathiques! et les ordonnances homœopathiques! Ici insistez surtout, et surtout pour les homœopathes : car, voyez, cet arsenal homœopathique est celui de la Brinvilliers; je le lui ai affirmé et je vous le prouverai plus tard lorsque je soumettrai au public mes investigations analytiques sur les travaux d'Hahnemann.

(*Suite*.)   LE FOU.

Dijon, imp. D.-Brugnot.